NOUVELLES RECHERCHES

SUR

L'ÉTIOLEMENT

PAR

M. HENRI ÉMERY

Professeur de Sciences Physiques, Chimiques et Naturelles au Lycée Impérial de Versailles.

(Extrait du *Journal de la Société d'Horticulture de Seine-et-Oise.*)

VERSAILLES
IMPRIMERIE D'AUGUSTE MONTALANT
[illegible] Avenue de Sceaux
1863

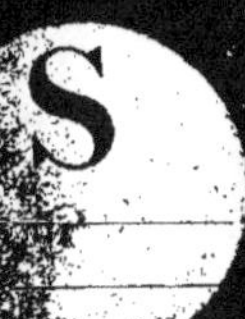

NOUVELLES RECHERCHES

SUR

L'ÉTIOLEMENT

NOUVELLES RECHERCHES

SUR

L'ÉTIOLEMENT

PAR

M. Henri ÉMERY

Professeur de Sciences Physiques, Chimiques et Naturelles au Lycée Impérial de Versailles.

(Extrait du *Journal de la Société d'Horticulture de Seine-et-Oise.*)

VERSAILLES
IMPRIMERIE D'AUGUSTE MONTALANT
6, Avenue de Sceaux.

1863.

NOUVELLES RECHERCHES

SUR

L'ÉTIOLEMENT

I.

EXAMEN CRITIQUE DE LA THÉORIE ACTUELLE DE L'ÉTIOLEMENT.

Une plante forcée de végéter à l'obscurité émet des rameaux longs et grêles, portant un nombre relativement très restreint de feuilles petites et faiblement colorées; ses tissus deviennent mous, aqueux, prennent une teinte uniforme d'un blanc légèrement jaunâtre, et il est excessivement rare que le sujet, ainsi privé de lumière, parvienne à développer ses fleurs et surtout à mûrir ses fruits. On désigne par le mot d'étiolement l'ensemble des perturbations qui se produisent spontanément dans l'économie d'un végétal ainsi maintenu à l'obscurité ; et tous les membres de la Société connaissent trop bien ces phénomènes pour qu'il soit nécessaire de s'arrêter à leur description. Mais si la funeste influence, sur l'organisation végétale, de la privation de lumière n'est ignorée de personne ici; la manière dont cet agent produit ces altérations pathologiques est généralement moins bien connue, et l'examen de ce point de physiologie ne sera peut-être pas un travail inutile pour tout le monde.

Cette considération m'a déterminé à entretenir la Société des nouvelles recherches que je poursuis, depuis un certain temps, sur ce sujet. Dans l'examen de cette question, je me suis conformé strictement à ce programme, qui m'a toujours guidé lorsqu'il s'est agi pour moi d'étudier des phénomènes vitaux : essayer de découvrir de nouveaux faits, tout en m'efforçant de multiplier et de simplifier les expériences à l'aide desquelles on avait jusqu'ici mis en évidence les faits aujourd'hui connus.

Abordons en premier lieu et discutons la théorie de l'étiolement, telle que la développent la plupart des traités de Botanique. Cet examen pourra faire naître en nous l'idée d'expériences capables de renverser les explications erronées, de confirmer les opinions justes, et de fixer enfin l'attention sur des particularités jusqu'alors nouvelles ou mal connues.

De nos jours on admet assez généralement que les symptômes morbides, qui se manifestent dans une plante maintenue à l'obscurité, sont provoqués : les uns par un ralentissement général de la nutrition, et les autres par une décarburation plus ou moins grande des tissus. Ainsi le végétal atteint par l'étiolement subirait les effets d'une véritable inanition. D'une part, il perdrait du carbone, ce principe constituant essentiel de son organisme; et de l'autre, l'obstacle apporté à sa nutrition non-seulement s'opposerait au bon entretien de ses organes et entraverait leur accroissement, mais encore le mettrait dans l'impossibilité de conjurer le danger qui résulte pour lui de cette dépense anormale de carbone. En d'autres termes, le végétal étiolé serait comparable, sous ce rapport, à la bête de trait qu'on aurait surmenée en ne lui fournissant qu'une ration alimentaire insuffisante, tout en augmentant néanmoins, par un surcroît de travail, la déperdition de ses forces.

Voyons comment ce séjour prolongé à l'obscurité peut, suivant les physiologistes, amener pour la plante d'aussi funestes conséquences.

Personne n'ignore à notre époque, grâce aux travaux devenus en quelque sorte populaires aujourd'hui de Priestley, d'Ingen-Housz, de Sénebier, de Théodore de Saussure et de M. Boussingault, que les parties vertes d'un végétal vivant possèdent le merveilleux pouvoir de décomposer l'acide carbonique en ses deux éléments : carbone et oxygène. Le carbone est, dans cette circonstance, assimilé par l'être organisé ; l'oxygène au contraire, une fois devenu libre, est rendu par lui à l'atmosphère, en totalité ou en partie suivant les cas. Cette curieuse analyse chimique s'effectue aux dépens de l'acide carbonique enlevé par les parties vertes, soit à l'air atmosphérique lui-même, soit à la sève qui baigne ces organes ; mais, dans aucun cas, elle ne saurait s'accomplir dans l'obscurité, et l'activité de cet acte, toutes choses égales d'ailleurs, varie en raison directe de l'intensité de la lumière qui frappe le sujet soumis à l'observation.

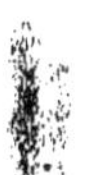

Telle est, réduite à sa plus simple expression, cette importante fonction regardée généralement comme un mode de respiration, et qui devrait être considérée, à plus juste titre, comme un véritable phénomène de digestion ; puisque, par ce travail physiologique, la plante se procure, en partie du moins, le carbone qu'elle consacre à l'organisation de ses nouveaux tissus ou à sa combustion respiratoire. Peut-être même pourrait-on indiquer avec plus de précision le mode d'emploi du carbone ainsi introduit dans l'économie en vertu de l'action spéciale exercée sur l'acide carbonique par les parties vertes exposées à la radiation solaire. L'examen des végétaux herbacés est incapable, il est vrai, de nous fournir des éclaircissements sur ce sujet; mais l'observation des particularités offertes, à ce point de vue, par la végétation des plantes ligneuses, conduit, ce me semble, à des inductions précieuses pour la solution de ce nouveau problème. Si on remarque en effet que pendant la durée de l'hibernation, les plantes vivaces, quoique privées de feuilles, continuent néanmoins à respirer, c'est-à-dire à absorber de l'oxigène et à exhaler de l'acide carbonique constitué aux dépens de leur propre carbone, tandis que l'épanouissement de leurs bourgeons est alors suspendu; on sera bien près d'admettre que le carbone introduit directement dans l'économie par l'action des feuilles, est employé au moins en grande partie, au développement des nouveaux tissus durant la période de végétation.

Quelle que soit du reste la valeur qu'on accorde à cette manière de voir, il est de toute évidence que les composés carburés introduits dans la plante par le travail d'absorption des racines ne peuvent suffire à la dépense de carbone supportée par l'économie, pendant cette période de sur-activité vitale qu'on nomme ordinairement la période de végétation.

Ici donc se montre un ensemble de faits comparables, entre certaines limites, à ceux qu'on observe dans les batraciens, ces vertébrés ovipares dotés par la nature de deux modes de respiration : l'une cutanée, peu active relativement à l'autre, mais s'exerçant en tous temps ; l'autre pulmonaire, qui ne devient indispensable que dans la belle saison, période pendant laquelle une surexcitation générale de toutes les fonctions rend la première insuffisante, pour la complète aération du sang. De même dans le règne végétal, on trouve deux modes d'alimentation : l'une se produit en tous temps mais avec une énergie variable suivant les saisons, et elle s'exerce surtout aux dépens des substances si diverses puisées dans le sol par les racines ; l'autre au contraire est intermittente, on ne l'observe que pendant la période de végétation, ses agents sont exclusivement les parties vertes, et enfin son but jusqu'ici connu est de fournir du carbone à l'économie.

Ainsi c'est un fait définitivement acquis à la science que le sol, pendant la durée de chaque période de végétation, ne saurait procurer à la plante adulte la quantité de carbone réclamée par les exigences de sa nutrition ; et que par conséquent si un mode particulier d'alimentation, dû à l'action des parties vertes sur l'acide carbonique, ne venait point alors suppléer à cette insuffisance, l'individu souffrirait des effets d'une inanition véritable.

Si cette manière de voir est juste, il y aurait un moyen très simple et néanmoins très efficace de conjurer le danger auquel, dans les conditions ordinaires, une obscurité trop prolongée expose la grande majorité des végétaux : ce serait de donner aux racines des aliments très carburés, des matières sucrées par exemple, en activant tout à la fois la faculté d'absorption de ces organes souterrains. En d'autres termes : on doit pouvoir combattre avec succès les effets de l'étiolement sur un sujet adulte maintenu à l'obscurité, en arrosant ses racines de dissolutions sucrées tout en exaltant l'évaporation de ses parties aériennes. Mais avant de prendre rang dans la science, ces vues, que je crois nouvelles, exigent l'indispensable consécration de l'expérience, et je me propose d'examiner ce sujet dans le cours de mes recherches. Toutefois je ferai remarquer que ces prévisions théoriques reçoivent, dès maintenant, de l'observation suivante, un nouveau degré de probabilité. Il est en effet une période de la vie de la plante, la germination, pendant laquelle le nouvel être, enfoncé plus ou moins profondément dans le sol et protégé en outre par les téguments de la graine, ne peut, ainsi privé du concours de la lumière et dépourvu de parties vertes, décomposer l'acide carbonique pour s'en approprier le carbone. Or, pendant cette phase de son existence, l'embryon, en voie de développement, reçoit une proportion relativement très grande de matière sucrée provenant de la modification apportée, par le travail de la germination, à la nature chimique des substances amylacées abondamment accumulées pendant la maturation de la graine : soit dans l'albumen, soit dans les cotylédons.

Je suis même persuadé, sans posséder toutefois en ce moment de preuves expérimentales suffisantes, que ce phénomène est beaucoup plus général, et qu'il doit se manifester non-seulement dans l'embryon, mais encore dans tout organe en voie de formation. Cette explication, si elle est fondée, justifierait la présence des matières sucrées trouvées par les chimistes dans la sève d'un assez grand nombre de végétaux d'espèces différentes. Ces substances seraient destinées à fournir le carbone nécessaire à la première évolution des bourgeons, et que le développement encore incomplet de leur chlorophylle ne leur permet pas d'extraire en quantité suffisante de l'acide carbonique qui les environne.

Je ne pousserai pas plus loin, en ce moment, le développement de ces vues théoriques, pour passer immédiatement à l'étude de la deuxième cause présumée de l'étiolement : à la perturbation produite, dans l'alimentation générale, par l'effet prolongé de l'obscurité.

On sait que les organes souterrains d'une plante pompent sans cesse l'humidité qui imprégne le sol environnant. L'eau, ainsi enlevée à la terre, tient toujours en dissolution une certaine portion des matières solubles qu'elle a rencontrées sur son passage; et c'est par ce liquide que l'économie végétale reçoit, indépendamment de la totalité des substances minérales que l'organisme s'assimile, une portion des aliments carburés, hydrogènés et azotés nécessaires à sa nutrition. Ce liquide, qu'on peut dès lors appeler nutritif, offre une composition très variable, aussi pénètre-t-il dans les racines avec plus ou moins de facilité, suivant sa nature physique et chimique. Une grande légèreté spécifique est une condition favorable, et les dissolutions très chargées de composés salins, gommeux, sucrés, etc. s'introduisent dans les tissus avec plus de difficulté que l'eau pure. Une grande viscosité retarde au contraire et même dans certains cas arrête l'absorption, comme le prouve ce fait bien connu de l'huile qui n'est jamais absorbée par les organes, tout en présentant cependant une densité plus faible que celle de l'eau.

L'humidité du sol contient, dans les circonstances ordinaires, une très faible proportion de corps étrangers, aussi s'introduit-elle aisément dans l'organisme ; mais elle est par cela même très peu nourrissante, si on peut s'exprimer ainsi ; et chaque plante doit en absorber des masses assez considérables, avant de parvenir à rassembler une quantité suffisante d'aliments.

L'existence du végétal se trouve donc étroitement liée à l'activité de l'absorption radiculaire. Lorsque cette fonction se ralentit ou s'arrête, le sujet, dans la plupart des cas, languit ou meurt ; tandis qu'on le voit végéter avec vigueur, dès que cette sorte de circulation devient elle-même très active. Mais de nouvelles quantités d'eau pénétrant sans cesse dans les organes, les tissus devraient bientôt s'engorger et par suite l'absorption s'arrêter, si l'économie végétale ne possédait, dans la transpiration, un moyen facile et sûr de se débarrasser de cet excès d'humidité. Une continuelle et abondante évaporation sur toute l'étendue de leur surface libre devient donc, pour les plantes, d'une absolue nécessité ; et tous les expérimentateurs qui se sont adonnés à ce genre de recherches, ont en effet rencontré chez ces êtres organisés une transpiration réellement excessive, si on la compare à celle qui se produit chez les animaux supérieurs. Ces considérations nous amènent à conclure que toute circonstance qui modifiera l'activité de l'exhalation aqueuse aura par cela même un effet direct sur le mode d'alimentation par les racines. Or, de l'avis unanime, la privation de lumière diminue singulièrement la transpiration des organes aériens ; par conséquent une obscurité prolongée doit entraver le travail nutritif accompli, dans les conditions ordinaires, par les organes souterrains de la plante.

Je ne voudrais pas terminer ces observations générales sur l'étiolement, sans indiquer quelques phénomènes qui ne résultent point il est vrai de cet état morbide même ; mais, comme ils sont étroitement liés à la transpiration elle-même, leur étude est propre à jeter de nouvelles lumières sur cette dernière fonction et par conséquent sur une des causes de l'étiolement lui-même. Cependant, qu'il me soit permis, avant d'entrer dans ce nouvel ordre d'idées, de faire observer incidemment que la vapeur d'eau exigeant, pour se constituer, une assez forte proportion de chaleur, la quantité de calorique déversée journellement dans l'atmosphère, par des corps assujettis à une pareille vaporisation, doit être énorme. Cette dernière remarque nous fait comprendre pourquoi le mode de répartition des végétaux à la surface du globe, exerce une si grande influence sur la nature et le mode de distribution des climats eux-mêmes.

Mais j'abandonne pour le moment ces considérations de physique terrestre, pour revenir au côté purement physiologique de la question.

On trouve dans les faits qui nous occupent, l'explication d'une anomalie apparente qu'offrent les phénomènes calorifiques chez les êtres vivants.

Tout le monde a observé que le corps d'un mammifère, d'un oiseau, conserve sensiblement la même température, malgré la diversité des climats et des saisons. Ce curieux phénomène tient à deux causes: d'une part ces vertébrés possèdent, dans la profondeur de leur organisme, un foyer calorifique assez intense pour compenser à chaque instant les pertes de chaleur que leur font incessamment éprouver, dans les journées froides, leur propre rayonnement et le contact de l'air; d'autre part, le refroidissement dû à la transpiration empêche leur température de s'élever au-delà d'une certaine limite. Les physiologistes s'accordent généralement, de nos jours, à placer la source principale de la chaleur animale dans les actions physico-chimiques si complexes nécessitées par le travail nutritif. Or, en comparant le poids d'un mammifère ou d'un oiseau à celui des grands arbres de nos forêts, et en supposant même que le nombre des réactions accomplies dans l'organisme animal l'emporte sur celui des réactions effectuées dans l'organisme végétal, il n'en resterait pas moins évident que, dans les végétaux supérieurs, les masses de substances livrées à l'empire des forces nutritives l'emportent de beaucoup sur celles qu'emploient, dans les mêmes circonstances, les animaux doués de la plus grande énergie vitale. Dès lors, la chaleur produite dans les grands végétaux par le travail nutritif, devrait être considérable ; comment se fait-il cependant qu'elle soit à peine sensible ? Je n'ignore point que des recherches thermométriques délicates ont conduit certains auteurs à penser que les plantes possèdent réellement une température propre ; mais, à part quelques cas particuliers dont je parlerai plus loin, cette température ne surpasse jamais la température ambiante que d'un petit nombre de degrés ; et, sous ce rapport, les végétaux sont assimilables aux animaux dits à sang froid. N'est-il pas naturel d'attribuer ce refroidissement à l'effet de la transpiration si abondante dans les plantes ; et ne pourrait-on trouver, dans les considérations suivantes, des preuves convaincantes à l'appui de cette opinion ?

Sans doute l'étude de l'excrétion aqueuse est à peine ébauchée ; néanmoins il semble résulter de quelques faits d'observation et du petit nombre de données fournies par l'expérience que, toutes choses égales, les végétaux à feuilles persistantes transpirent moins que les végétaux à feuilles caduques. Cette loi, si elle est vraie comme tout semble l'indiquer, montre une fois de plus l'intime et nécessaire corrélation qui existe toujours entre les diverses fonctions d'un même organisme. Chez les sujets à feuilles persistantes, en effet, la partie du travail nutritif dévolue à ces organes ne devant jamais être complètement suspendue, l'action des racines est par cela même plus limitée, d'où un ralentissement dans l'absorption exercée par les racines et dans l'exhalation aqueuse opérée par les organes aériens. Mais si une transpiration abondante est une des causes principales du peu d'élévation de la température propre d'une plante, les végétaux à feuilles persistantes devraient offrir une température supérieure à celle que posséderaient, dans les mêmes circonstances, les végétaux à feuilles caduques. C'est là une conséquence qu'on n'a jamais, je crois, essayé de vérifier directement ; et je me propose, dans le cours de mes recherches, d'examiner plus particulièrement à ce point de vue, l'importante fonction de l'exhalation aqueuse.

On peut, du reste, signaler encore une autre vérification expérimentale de ces idées théoriques.

Les organes floraux de certaines espèces, des arums entre autres, accusent, à l'époque de la fécondation, une élévation très notable de température. Il serait à désirer qu'on fît connaître la nature des variations qu'éprouve la transpiration de la plante en général, et spécialement des organes floraux avant, pendant, et après la fécondation; une telle étude jetterait un grand jour sur les questions qui nous occupent en ce moment.

Avant d'abandonner la discussion des faits essentiels de l'absorption, je crois devoir faire encore une remarque à ce sujet.

Il est hors de doute aujourd'hui que l'absorption ne peut s'exercer, dans l'économie végétale, que sur des dissolutions très étendues. Les phénomènes ne paraissent pas se passer de la même manière dans l'économie animale. Là, en effet, les matières nutritives, dissoutes par le travail digestif, sont ultérieurement absorbées par des organes que plusieurs anciens anatomistes avaient comparés à des racines. Seulement les animaux auraient possédé, dans cette manière de voir, deux ordres de racines : les unes constituées par l'appareil de la veine-porte, et les autres par l'ensemble des vaisseaux chylifères. Je n'ai pas rencontré, il est vrai, dans les ouvrages, même les plus récents, de données numériques relatives à la densité et à la viscosité du chyle ; mais, à simple vue, on peut se convaincre que ces deux propriétés s'y trouvent développées à un haut degré, et que, sous ce rapport, la sève des végétaux et le chyle des animaux sont deux liquides très dissemblables. Mais je ne veux point pousser plus loin ce parallèle, que je me contente d'indiquer ici, non point dans le but stérile de tracer une nouvelle ligne de démarcation entre les animaux et les végétaux, mais parce que cette comparaison conduit à l'explication d'un certain nombre de différences déjà signalées dans les manifestations vitales des êtres appartenant aux deux règnes organiques.

En résumé, d'après les principes généralement admis aujourd'hui, l'étiolement serait une véritable inanition résultant de l'arrêt, amené par la privation de lumière, des divers actes digestifs exécutés dans les conditions normales, par les feuilles et les racines. Si cette théorie est exacte, aux différentes vérifications que je viens successivement d'indiquer on peut encore ajouter les suivantes. Puisque l'absorption se ralentit dans l'obscurité, les plantes étiolées doivent contenir moins de matière inorganique que les plantes de même espèce élevées dans les conditions ordinaires ; en d'autres termes, l'incinération des premières doit fournir moins de cendres que l'incinération des dernières. En outre, les végétaux, étiolés ou non, donneront la même proportion de cendres s'ils ont été élevés dans de l'eau pure. Réciproquement enfin, des plantes, étiolées ou non, mais végétant sur un sol normal, et plongées dans des atmosphères constamment saturées d'humidité, posséderont la même proportion de matière inorganique.

Telles sont les principales inductions qu'on peut formuler dans l'état actuel de nos connaissances sur ce sujet, et tels sont également les divers points de vue auxquels je me placerai successivement dans le cours de ces recherches sur l'etiolement. Il me reste, pour terminer ces considérations théoriques préliminaires, à appeler l'attention sur un objet trop souvent négligé ; je veux parler de l'influence exercée par l'état physiologique du végétal choisi, sur les résultats obtenus par l'expérimentateur.

Le bourgeon est maintenant considéré comme le véritable individu végétal, en attachant à ce mot individu le sens qu'on lui attribue en zoologie. D'après cette manière de voir, l'arbre couvert de branches et de rameaux portant de nombreux bourgeons est en réalité une agglomération d'individus distincts qui, en raison de leur état d'agrégation mutuelle, doivent participer à une sorte de vie commune, tout en possédant, pour leur compte particulier, une existence propre et distincte de celle des autres ; et, par conséquent enfin, les actes vitaux d'une plante se rapportent nécessairement, ou aux fonctions de cette vie commune, ou aux fonctions de la vie individuelle.

S'il en est ainsi, n'est-il pas évident qu'il faut connaître les manifestations vitales de l'individu, avant de pouvoir aborder, avec espoir de succès, l'étude des manifestations nécessairement plus complexes de cette communauté d'êtres vivants qu'on appelle une plante. Et cependant que fait-on habituellement ? L'inverse de ce que le plus simple raisonnement ordonne de faire; puisque, jusqu'ici du moins, les investigations ont toujours porté sur le végétal complexe, sur l'agglomération d'individus, sur la plante en un mot. Dans un examen véritablement rationnel d'une fonction, on devra donc, avant tout, expérimenter sur l'être simple tel que le donne la germination ; c'est dans cet organisme unique, et seulement dans cet organisme, que les phénomènes se montreront dans leur plus grand état de simplicité. Malheureusement, dans l'individu végétal la puissance génératrice se développe de très bonne heure, et bientôt on la voit donner naissance à de nouveaux êtres en produisant soit des bourgeons axillaires, soit des bourgeons adventifs. Mais il est un moyen d'éviter cette complication prématurée. Dans les monocotylédones, en effet, les bourgeons axillaires sont tous frappés d'atrophie, au moins dans le plus grand nombre des espèces ; en sorte que, par l'effet de cette sorte d'avortemant normal, les végétaux de ce grand embranchement ne possèdent jamais qu'un seul bourgeon, le terminal, celui qui, dans les dicotylédones, serait devenu le père de cette nombreuse famille, dans le sens populaire du mot, qu'on appelle une plante, un arbre, une herbe, etc. Les monocotylédones permettent par conséquent de suivre la série des manifestations de la vie chez l'individu végétal proprement dit, pendant un espace de temps souvent très considérable. Mais seules, elles ne sauraient suffire à l'étude complète des problèmes physiologiques; car rien ne prouve à priori l'entière similitude des actes accomplis et par l'être simple monocotylédone et par l'être simple dicotylédone. Il faut donc expérimenter également sur ce dernier, et c'est alors qu'on rencontre de véritables difficultés dans le choix du sujet. En effet, dans l'état de liberté, le bourgeonnement spontané se montrant bientôt dans toutes les dicotylédones, ces plantes, pour se prêter à ce genre de recherches, exigent une préparation préalable qui se réduira toujours, en dernière analyse, soit à provoquer la mortalité des bourgeons axillaires ou à suspendre au moins leur évolution, soit enfin à pratiquer leur ablation au fur et à mesure de leur naissance. Mais cette mutilation devra nécessairement entraîner des perturbations plus ou moins nombreuses et plus ou moins profondes dans l'économie de la plante ; et il ne faudra jamais perdre de vue cet état morbide, quand il s'agira d'apprécier la valeur des résultats fournis par des expériences exécutées sur des sujets ainsi mutilés et nécessairement atrophiés, au moins en partie.

Une fois ces connaissances préliminaires acquises, on abordera enfin l'étude des actes de la communauté végétale, problème rendu excessivement difficile par le fait même du grand nombre d'êtres qui participent ordinairement à la vie commune. On facilitera ces recherches en ayant l'attention de ne s'adresser, en premier lieu, qu'aux communautes les moins nombreuses, c'est-à-dire aux plantes chez lesquelles la mortalité des bourgeons axillaires, sans être excessive comme dans les monocotylédones, est néanmoins très grande. Les conifères et les cycadées deviendront ainsi l'objet de ces premières investigations, qu'on étendra ensuite aux dicotylédones ordinaires, pour lesquelles cependant il sera avantageux d'établir deux catégories : l'une renfermant les sujets privés d'une partie de leurs bourgeons axillaires, et l'autre comprenant les sujets ayant végété en toute liberté.

En résumé, pour arriver à la connaissance complète d'une fonction, il faut d'abord l'étudier chez l'être unique, chez le simple bourgeon, tel que nous le présentent toutes les plantes dans les premiers temps qui suivent la germination, ou en tous temps le plus grand nombre de monocotylédones, ou enfin, et par suite de mutilation, l'ensemble du règne végétal. Une fois ces questions préliminaires résolues, on pourra enfin aborder l'examen de la plante adulte telle que nous la donnent la culture ou la végétation spontanée.

Vers. — Imp. d'Aug. Montalant.

www.ingramcontent.com/pod-product-compliance
Lightning Source LLC
LaVergne TN
LVHW052033160826
845678LV00003B/1311

* 9 7 8 2 3 2 9 6 2 6 7 9 6 *